I0439392

INTRODUCCIÓN

El objeto de este libro es ofrecer información clara y completa sobre el tema de afeitado en húmedo tradicional y el afeitado con una navaja de afeitar . He encontrado que hay muchos hombres que, por diversas razones, no están contentos con su método de afeitar actual y están interesados en aprender a afeitarse con una navaja de afeitar . Entiendo que mucha gente en este día y edad de la austeridad se están encontrando bajo presión financiera y están buscando maneras de ahorrar dinero .

También entiendo que el arte de afeitar y el aseo en general es un tema, que , por razones , está siendo descuidada como el conocimiento que se enseña a los adolescentes por los padres 'y / o el sistema educativo en general. La experiencia me ha enseñado que con el rasurado conocimiento adecuado con una navaja de afeitar puede rendir mejores resultados, en términos de coste , la comodidad, el impacto ambiental, y los resultados de afeitado entonces casi cualquier otro método de afeitado. En estos días muchos hombres ven ir a un peluquero para un afeitado afeitar recta como un lujo. Sin embargo , creo que con la información básica que se encuentra en este libro un hombre puede disfrutar de este lujo en la intimidad de su propia casa, con su propia navaja de afeitar, taza , jabón , toallas, y el cepillo , que él puede mantener escrupulosamente limpio y estéril , con lo que evitando el riesgo de infección y transmisibles por la sangre y, a diferencia de una peluquería que no tenga que esperar a ser "siguiente" .

El arte de afeitarse con una navaja de afeitar con las herramientas básicas y un poco de tiempo puede ser fácilmente adquirido , siempre y cuando se tiene la voluntad. Este libro ha sido diseñado para dar a los principiantes de toda la información básica que necesitan para aprender esta habilidad básica, que les durará toda la vida.

Yo creo que si las instrucciones de este libro se leen cuidadosamente y se aplican , entonces con un poco de tiempo y la práctica, cualquier principiante puede dominar esta habilidad y será capaz de afeitarse mejor.

Contenido

Lo que usted necesita para empezar

Usted necesitará herramientas de la mejor calidad desde el principio.
Muchos principiantes han renunciado a esta búsqueda porque no importa lo mucho que lo intentara o cuánto practicaron nunca podrían obtener resultados satisfactorios , sin saber que, si bien su técnica estaba bien, el mal resultado se debió a los pobres las herramientas que estaban utilizando .

No importa que tan hábilmente se puede manejar herramientas de afeitar , herramientas inferiores siempre dará resultados pobres.

Muchos afeita malas son el resultado de las maquinillas de afeitar pobres, piedras de afilar , estrobos y jabones como por la falta de conocimiento de cómo usarlos .

En pocas palabras, para conseguir un buen afeitado , buenas herramientas y la habilidad en el uso de ellos deben ir de la mano .
Un kit de afeitar navaja de afeitar buena , pero muy básico debe consistir en:

- Una navaja de afeitar de buena calidad
- Una correa de cuero de primera calidad
- Un espejo
- Una taza o una taza de afeitar
- Una pastilla de jabón de afeitar de calidad
- Y una botella de loción para después del afeitado de

calidad

Estas son las necesidades básicas , sin embargo , incluso estos pueden añadirse como en el tiempo que pueda necesitar:

- Una buena piedra de afilar calidad
- el poder de talco
- Y un lápiz séptica u otra forma de antiséptico

Si bien los tres elementos anteriores no son absolutamente necesarias van a añadir mucho a la comodidad , conveniencia y lujo de afeitarse con una navaja de afeitar .

La maquinilla de afeitar

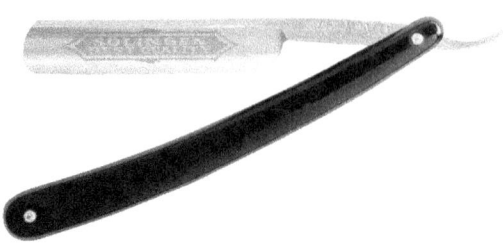

Una excelente maquinilla de afeitar

Por supuesto , la propia máquina de afeitar es la parte más importante de su kit de afeitar navaja de afeitar , y su éxito o fracaso depende en gran medida del tipo y calidad de la maquinilla de afeitar que seleccione.

No compre una máquina de afeitar sólo porque es barato, para el afeitado , una navaja de mala calidad es cara a cualquier precio. Quieres un NO de afeitar de buena calidad de una máquina de afeitar barata.

Una maquinilla de afeitar de buena calidad cómodamente se afeita por años y ser un placer de usar .

Una maquinilla de afeitar de mala calidad no afeitarse correctamente (en su caso) , no importa lo bien que perfeccionar o correa de cuero , y se irritará la piel y ser una fuente de continuos problemas .

Una de las principales cosas a considerar al elegir una máquina de afeitar es el tipo y la calidad del acero utilizado en la hoja. Hoy en día hay muchas máquinas de afeitar baratas que se venden con la hoja de acero inoxidable , esto en sí mismo es una buena señal de que debe dejar esta afeitadora solo, las mejores hojas de afeitar rectas están hechas de acero templado , no de acero inoxidable . ¿Qué se entiende por " calidad" es el temple de acero o la solidez del acero es , y si es capaz de recibir , incluso después de muchos años de un borde fino . Esta es la primera cosa que usted debe considerar. Pero ¿cómo juzgar el carácter de una navaja de afeitar sin haberlo probado ? El ojo humano no es suficiente, ya que no puede ver cualquiera de los principales defectos de la hoja. Las irregularidades del filo de una navaja , que son causados por la mano de obra pobre o inadecuada de templado , suelen ser tan leve que permanecen indistinguibles hasta que se utiliza la máquina de afeitar . Ellos, sin embargo , añadir una fricción adicional a la piel , mientras que el afeitado, sobre todo si la piel es fina y tierna. La forma más sencilla de comprobar el estado de ánimo de una pala es coger la punta de la hoja debajo de la uña del pulgar y luego dejar que la uña se resbale rápidamente. Si la hoja da una buena, el sonido de timbre claro, entonces usted puede estar seguro de que la hoja esté bien templado, pero si no da una buena , anillo claro esto indica que la hoja ha sido atemperado de manera desigual.

Cabe señalar que la cuchilla de una maquinilla de afeitar es sólo tan buena como la calidad del filo de la cuchilla . Si la hoja de la navaja es demasiado frágil como consecuencia de sobrecalentamiento whist ser endurecido o no enfriado lo suficiente mientras se templa que NUNCA tomar un filo de corte adecuado , independientemente de lo bien que se mate o stropped .

Cuchillas cóncavas

La mayoría de las nuevas cuchillas de afeitar de hoy se hacen con hojas de hueco-tierra. La principal ventaja de este diseño es que el borde más delgado cuchilla es siempre la más nítida y, por lo tanto, el filo de la hoja debe ser tan delgado como el propio metal permitirá.
La otra ventaja es que una hoja de tierra hueca es más fácil de afilar.
Muchas láminas están disponibles como medio, tres cuartos o completa cóncava. La hoja cóncava completo ofrece el borde más delgado, ahora se podría pensar que la cuchilla cóncava completo ofrecerá el mejor afeitado. Sin embargo, a partir de mis propias observaciones esto no es así. Porque en un razor profundamente tierra la hoja es muy delgada, el propio borde es casi papel fino. A menos que una cuchilla de este tipo se celebró muy plana a la cara de una hoja de este tipo puede tener un arrendamiento para flexionar y la primavera, puede ser difícil de afeitarse con, y mellas y cortes frecuentes pueden resultar.

Punto de la hoja de afeitar recta

La punta de una navaja de afeitar más alejado debe redondearse ligeramente (a diferencia de una máquina de afeitar Sweeney Todd) como se muestra en la siguiente imagen.

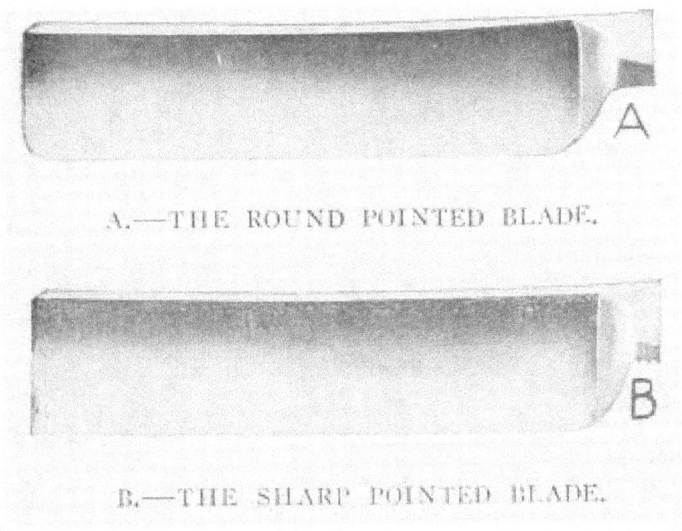

A.—THE ROUND POINTED BLADE.

B.—THE SHARP POINTED BLADE.

Si bien esto puede no parecer una gran cosa, pero las cuchillas puntiagudas tienden a causar más nicks. Para redondear el borde de una piedra de afilar, utilice el borde de la piedra de afilar. NUNCA use la superficie principal de la piedra de afilar, ya que puede cavar un rasguño en la piedra de afilar y arruinarlo, también asegúrese de usar un montón de agua a fin de asegurar que la hoja no a fuego, ya que podría arruinar el temperamento de la hoja.

Ancho de la hoja

Hojas de afeitar hueco-tierra están disponibles en muchas anchuras, sin embargo, los cuatro anchuras principales son de 3/8, 4/8, 5/8, y 7/8.

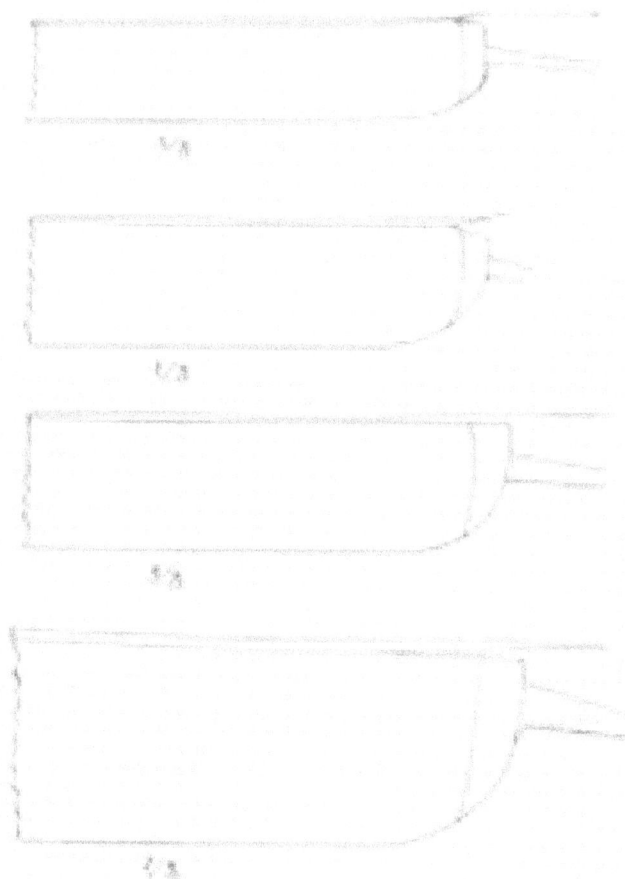

La imagen de arriba muestra las cuatro principales anchos de hoja.

Como regla general un principiante no debe comenzar a afeitar con una cuchilla demasiado amplia. Como demasiado ancha una hoja puede ser más difícil de manejar y puede flexionar y la primavera, lo que puede dar lugar a cortes o rasguños. Idealmente, un principiante debe comenzar con 4/8 a 5/8 hoja, ya que estas hojas son lo suficientemente amplia como para seguir los contornos de la cara, ofrecer un muy buen afeitado, y es más fácil de manejar.

El cuidado de su maquinilla de afeitar

Una navaja de afeitar de calidad no es barato, por lo que usted debe tomar cuidado de su maquinilla de afeitar . Un cuidado adecuado de afeitar debe durar el propietario de un curso de la vida . Sin embargo, la vida siempre va a depender totalmente de los cuidados que recibe. Nunca almacene una navaja hasta que se haya secado correctamente . Para secar , limpiar la cuchilla de afeitar con una toalla de gamuza o papel.

Incluso esto no eliminará completamente la humedad por lo que se recomienda dejar que la maquinilla de afeitar se seque al aire hasta que toda la humedad , que no fue eliminado por la gamuza , se ha evaporado . Hacer un uso no hay agua entre las escalas . También es una buena práctica aplicar un poco de aceite a la cuchilla para evitar que se oxide , el aceite de máquina de afeitar es ideal, sin embargo, cualquier aceite no tóxico , como el aceite vegetal es suficiente. Una vez tomadas estas precauciones se puede poner la navaja en su caja y esperar demasiado encontrarlo en buen estado la próxima vez que necesite usarlo .

La oxidación se debe evitar . Especialmente como los bordes parecen ser más propensos a la oxidación que cualquier otra parte de la hoja . Una pequeña mancha de óxido en esta delicada área causará que el metal se ablanda y se desmoronan , y pronto negar la utilidad de la maquinilla de afeitar, cuando esto sucede, el único remedio es moler la hoja hacia atrás más allá del spot. En este caso, siempre existe la posibilidad de no conseguir un borde adecuado .

Al limpiar el cabello y la espuma de la hoja no utilice papel curso .
Una toalla o papel toalla suave es una opción mucho mejor .
Muchos hombres llaman la hoja recta a través del papel por supuesto, a su vez el borde , y se preguntan por qué la hoja no se siente tan fuerte como antes . Dibuje la cuchilla sobre la toalla de forma oblicua , en la misma dirección como si estuviera stropping ella.

Cartucho y maquinillas de afeitar desechables

Desde hace muchos años la mayoría de los hombres han estado usando el cartucho o maquinillas de afeitar desechables . El discurso de ventas y estrategia de marketing para estas máquinas de afeitar ha sido bastante consistente desde hace un tiempo . Basta con crear una navaja cartucho con uno o dos trucos adicionales que los modelos anteriores no tenían , por ejemplo, un mango vibratorio , unas briznas de más, y un estilo diferente , vender la máquina de afeitar con dicen cuatro cartuchos adicionales para atraer a los hombres a comprar y después haga clic en ellos para cartuchos de repuesto caros cuando pronto los van a necesitar . Aunque estas máquinas de afeitar de cartucho tienen algunas ventajas, como que son menos propensos a disminuir su auto con ellos y , por lo tanto , puede afeitar más rápido con ellos y porque son desechables que no necesitan mantenimiento. Las desventajas supera ampliamente las ventajas , por ejemplo, la mayor parte de múltiples cuchillas están espaciados muy próximos entre sí por lo que es difícil de limpiar el pelo de entre ellos y causando tirando y tirando de rastrojos más tiempo (ni se te ocurra tratar de afeitarse la barba con una).

Muchas empresas anuncian una banda lubricante , que se supone para ayudar a la navaja " glide " sobre la piel , que tira por lo general lleva a cabo después de los dos primeros afeitados por lo que es un truco más que cualquier otra cosa . La navaja de afeitar proporciona muchas ventajas sobre la maquinilla de afeitar desechable que incluye :

Más cerca , se afeita más cómodo.

A diferencia de las maquinillas de afeitar desechables modernas y máquinas de afeitar eléctricas , la hoja de la navaja de afeitar toca realmente la superficie de la piel que resulta en afeita más estrechas y si se hace correctamente un afeitado navaja de afeitar puede ser el afeitado más cómodo disponible resulta en una menor irritación de la piel y menos golpes para después del afeitado , que es especialmente importante para las personas o afeitado piel sensible.

Sin el bloqueo de la hoja.

¿Tiene una barba o has olvidado de afeitarse por unos días ? Bien con una navaja de afeitar el pelo pasa por la cara de la hoja , lo que significa que no están siempre tratando de desbloquear la máquina de afeitar o ir por encima del vello facial con maquinillas primero .

Reducción del coste de afeitar.

Claro, el costo inicial de la compra de todo lo necesario para comenzar a afeitar con una maquinilla de afeitar rectas costos más que una buena máquina de afeitar desechable , pero después de estas inversiones iniciales que son de por vida , además de espuma de afeitar que no tendrá que gastar nada más que afeitarse de nuevo. Una navaja es algo que si se mantiene en buenas condiciones puede ser transmitida de padres a hijos .

Es amigable con el medio ambiente .

Piensa en todos los materiales y la energía que se desperdicia para producir cartuchos de afeitar desechables y pensar en el relleno sanitario necesario para disponer de ellos. Todos estos residuos se elimina como una navaja de afeitar de calidad, con el mantenimiento adecuado , va a durar toda la vida y no tendrá que ser reemplazado.

Satisfacción .

No hay nada de la mayoría de los hombres encuentran más satisfactorio entonces el dominio de una habilidad de la vida que los hombres más modernos no tienen.

Gran potencial de inversión.

Fácil de guardar y mantener a salvo algunas vintage, rara , o uno de maquinillas de afeitar , si se conserva en buen estado, mantienen su valor bien y realmente apreciar en valor como pasan los años . Para ver qué tan bien una navaja de afeitar de la vendimia de calidad mantiene su valor sólo se tiene que comprobar en la bahía de E . ¿Cuánto cree usted que una vieja máquina de afeitar Gillette Fusion valdrá dentro de cincuenta años?

El Hone

Si usted tuviera que ver el borde de una navaja de afeitar con un microscopio que se vería muy diferente a lo que se ve a simple vista. A simple vista el borde de una navaja de afeitar aparece como una línea brillante continuo. Sin embargo, esto no es realmente el caso, bajo un microscopio el borde se compone realmente de miles de dientes microscópicos similares a una hoja de sierra para metales.

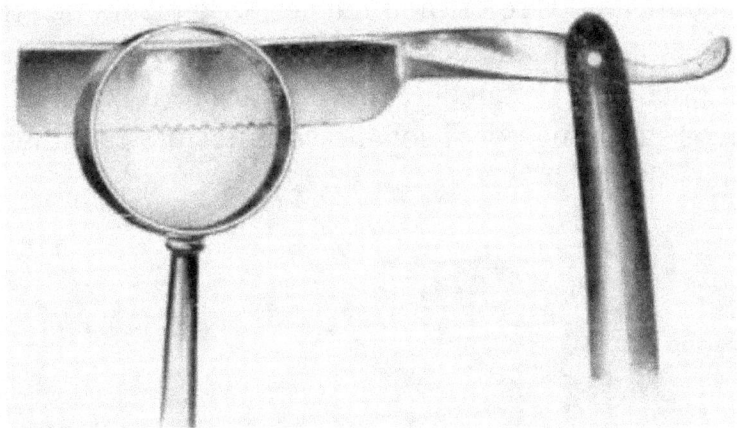

El borde de una navaja de afeitar, ya que se vería con un microscopio

Estos dientes corren a lo largo de toda la longitud de la cuchilla y en realidad es su tamaño microscópico y el hecho de que estos dientes se producen regularmente a lo largo del borde de la maquinilla de afeitar , que hace que el filo de una navaja de afeitar extremadamente agudo. Si estos dientes se vuelven redondeadas o reducen en número y la navaja se embota . Para restaurar estos dientes a su condición original es , por lo tanto , es necesario hacer que el más delgado blade, simplemente como afilar la cuchilla no puede hacer esto, hay que hacerlo al afinar o afilar la cuchilla .

Como mucha gente en estos días sólo ven un barbero , preparándose para un afeitado afeitar recta por afilar la cuchilla de que muchas personas no se dan cuenta que una navaja de afeitar como cualquier herramienta cabo aplanado a veces son necesarios para ser afilada , otros creen que una vez que el filo de la navaja se ha molido inicialmente y establecer , afilar por sí solo debería ser suficiente para mantener una gran nitidez. Cuando uno entiende completamente los roles individuales de la piedra de afilar y el juego strop en mantener un borde afilado de una navaja de afeitar puede ver claramente que después de muchos afeitados stropping por sí sola no es suficiente para mantener una gran nitidez.

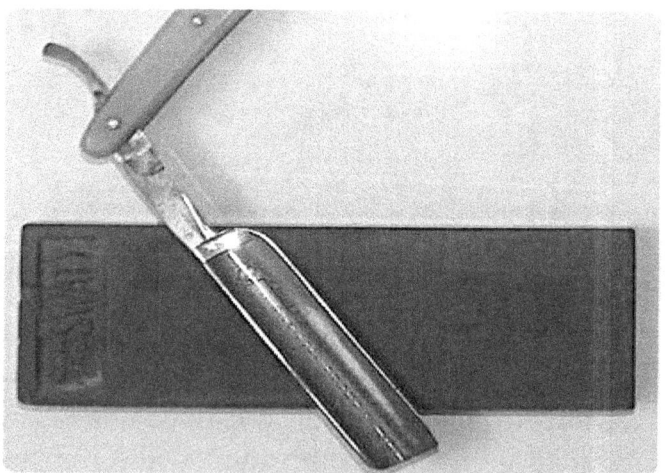

Un típico Razor Hone

El punto de afilando una navaja es hacer que el borde lo más plano y más fina posible. Esto sólo se puede hacer usando una piedra de afilar de grano fino, que corta y se desgasta el acero. Una correa de cuero no puede hacer esto. De hecho es todo lo contrario, afilar una navaja en lugar de darle un borde delgado y plano con una piedra de afilar, tenderá a redondeado aún más la navaja.

Esto es porque la correa de cuero por su naturaleza tiende a hundirse afilar whist, y cuanto más se le permite una correa de cuero a caerse más rápido se redondeado filo de la navaja y, por lo tanto, cuanto más se strop una cuchilla sin filo el más apagado la hoja van a recibir. Cuanto más plana y más delgado filo de la navaja es la más nítida será, y la única forma de un archivo una hoja plana delgada es afilando ella. Antes de explicar cómo afilar una navaja, voy a explicar los diferentes tipos de piedra de afilar disponible antes de comprar uno , de esta manera usted está armado con el conocimiento que necesita para tomar una decisión informada .

Hay dos tipos principales de la piedra de afilar en el mercado, - uno es una piedra natural, que se corta a partir de una roca natural, y el otro es un hombre o piedra de afilar sintética. Posiblemente, piedras de afilar naturales son mejores, pero la búsqueda de la correcta puede ser confuso en el mejor y caro, y en estos días muchos hone sintética fina se produce en cierto modo , la piedra de afilar sintética son superiores a las piedras naturales ya que están libres de manchas irregulares y uniforme en la textura . En estos días la mayor parte de las nuevas piedras de afilar se utilizan para afilar cuchillas de afeitar vienen de Japón . Yo recomendaría una piedra de afilar de dos capas , la mejor que he encontrado tienen una capa de gravilla 4000 en un lado y un grano 8000 en el otro lado . Yo personalmente uso y recomiendo Norton piedra de afilar japonesa , pero estoy seguro de que hay muchos otros bien afila hacia fuera allí. La mayoría de los principiantes creen que el bruñido es un procedimiento difícil y que los peluqueros expertos o cuchilleros deberían hacerlo. Pocos sienten que pueden agudizar su propia navaja. Sin embargo , con los conocimientos adecuados y una piedra de afilar adecuado, afilando una navaja es tan fácil como afilar una navaja y en el próximo capítulo voy a explicar adecuadamente cómo se puede hacer esto .

Instrucciones para el bruñido

Cuando rectificar, la piedra de afilar se debe colocar en una superficie sólida plana.
La siguiente ilustración muestra el modelo exacto que debe seguir cuando afilando una navaja.

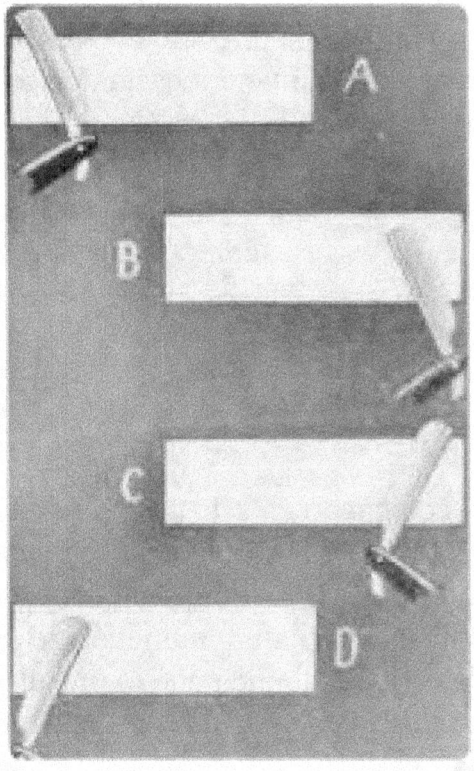

El patrón que debe seguir al perfeccionar sus Razor.

Figura A: Con el fin de asegurar que usted tiene un firme control tanto de la hoja y el mango, con el pulgar y el dedo índice sosteniendo la navaja de la parte posterior del talón. Ahora, arrastre la hoja contra la piedra desde el talón hasta el punto, hacia adelante contra los bordes utilizando un grado medio de presión, hasta llegar a la figura B.

Figura B: Ahora, sin levantar la hoja de la piedra de afilar, el rollo de hoja de más sobre su columna vertebral para que el borde se enfrenta ahora a la dirección opuesta. Arrastre la hoja hacia delante de esta manera hasta que se coloque en la posición como acusado en la figura C.

Figura C: Arrastre la hoja desde el talón hasta el punto en el borde de terminar la carrera, como se muestra en la figura D.

Figura D: Gire la lámina en su espalda, desliza desde el punto hasta el talón y en esta etapa debe estar de vuelta a la posición mostrada en la figura A.

Continuar perfeccionando en este patrón hasta que la hoja es lo suficientemente precisa y libre de desigualdades o nicks. Usted puede determinar esto dibujando el borde, muy a la ligera, a través de una miniatura humedecido. Si se pega ligeramente a la uña, esto indica que la maquinilla de afeitar está suficientemente mate y que el borde es ahora perfecta.

Si tiene exceso de mate de un "borde de alambre" se habría desarrollado y esto debe ser remediado. Para remediar esto, arrastre ligeramente el borde a través de su dedo pulgar humedecido que se describió anteriormente. Ahora, arrastre la hoja dos veces a través de la piedra de afilar como antes, con el fin de asegurar a todos los partes de la hoja son iguales y que ambos lados de la hoja se pulen de manera uniforme.

Instrucciones adicionales

Las siguientes son otras consideraciones que deberán tenerse en cuenta al mismo tiempo de afilado :

1. La hoja debe ser perfeccionado perfectamente plana a la piedra , de modo que la columna vertebral y el borde tanto están tocando la piedra . Si la columna se eleva , mientras que perfeccionar esto hará que la cuchilla para ser perfeccionado contundente.

2. Al arrastrar la hoja a través de la piedra de afilar en diagonal contra el borde , el talón debe ser de aproximadamente 1 ½ pulgadas o 40 mm por delante del punto de la maquinilla de afeitar , y el cuidado tomar para asegurar este ángulo se mantiene cuando se revisó el accidente cerebrovascular y durante todo el procedimiento como este establece los dientes microscópicos en su ángulo apropiado , que está inclinada ligeramente hacia el talón . Los dientes microscópicos en una navaja de afeitar son similares a la de una sierra , sin embargo , la principal diferencia entre los dos aparte de tamaño es que los dientes de sierra se inclinan alejándose del mango y hacia el punto , mientras que los dientes de un punto de maquinilla de afeitar recta hacia el talón. Para cortar

una sierra hay que empujar hacia fuera del mango hacia el punto , mientras que una navaja por lo general se dibuja lejos del punto hacia el talón .

Aplique una presión moderada e igual en todas las partes del borde . Se necesita muy poca presión si utiliza una buena piedra de afilar .

El tiempo que se necesita para perfeccionar adecuadamente una maquinilla de afeitar varía dependiendo de la condición de la cuchilla y la dureza del acero que está hecho de . Si el borde no tiene ningún mellas y se ha convertido en grueso como resultado del uso o mal afilar luego 8-10 golpes en cada dirección debe ser más que suficiente . Si embargo , el borde tiene mellas , aunque algunos pueden ser tan pequeñas que casi no se puede ver, este procedimiento requerirá más tiempo y atención.
Si las muescas son grandes , se recomienda que la maquinilla de afeitar ser llevado a un Cutler a ser molido adecuadamente .

Si una navaja de afeitar está bien cuidado y correctamente stropped , no debería necesitar afilar con frecuencia , por lo general no más de una vez cada seis meses. Si la navaja requiere perfeccionar sabrás como afilar no sacarle punta .

el suavizador

La razón por la que afinar una navaja es delgada y verdadero hasta la hoja. Sin embargo , una vez que esto se ha hecho , el proceso de afilado de la navaja todavía no está completa, ya que el borde afilado mientras se quedaba en bruto y no aptos para el afeitado. El punto de afilar en este proceso no es para adelgazar la punta, pero para suavizar el borde , la eliminación de la áspera superficie de los dientes microscópicos que se desarrollaron durante el proceso de afilado , y colocarlos en una alineación perfecta. Esto es lo que hace que una navaja muy afilada .

Para ello , debe usar una correa de cuero de primera calidad. Si su correa de cuero es de mala calidad o es áspera o gastada , entonces no hay mucha diferencia lo bueno que la propia máquina de afeitar es que será imposible mantener la maquinilla de afeitar en condiciones dignas . Es bastante común que una navaja de afeitar para ser culpado por un mal afeitado cuando la culpa es de la correa de cuero y la forma en que se ha utilizado. Se recomienda el uso de la pasta de óxido de cromo con su correa de cuero , sin embargo, esto debe utilizarse con moderación ya que más uso en realidad puede desgastar los dientes microscópicos y arruinar poco a poco el temple del acero.

Actualmente hay muchos tipos de estrobos en el mercado, algunos son de excelente calidad y algunos son basura absoluta. La correa de cuero más común en el mercado es la correa de cuero oscilación, que ofrece el cuero en un lado y el caucho en el otro . Algunos estrobos baratas usan lona o de cuero de calidad inferior, que puede arruinar su navaja y se deben evitar .

Una buena correa de cuero de cuero debería ser suficiente ,
pero si desea utilizar una correa de cuero combinación del
caucho o el lado de la lona debe ser de la mejor calidad.
La correa de cuero debe ser de al menos dos pulgadas de
ancho y veinte pulgadas de largo . Asegúrese de que la
superficie es lisa y suave y no vidriada , puedes decirle a
resistir a la superficie es por el roce de tu mano sobre él.
Nunca doble una correa de cuero cuando se están
almacenando él, ya que es probable que se endurezca o
agrietar la superficie , y esto puede afectar negativamente a
la orilla de su maquinilla de afeitar la próxima vez que
STROP ella.

El cuidado de su suavizador

Después de una correa de cuero se ha utilizado muchas veces se puede encontrar que ha perdido su "aferran", lo que significa que la hoja se sentirá resbaladiza mientras afilar, por lo tanto, no será capaz de proporcionar un filo agudo, suave a la hoja. La razón de esto es que la correa de cuero se ha secado y convertirse en porosa. Para remediar esta colgar la correa de cuero de un gancho, y con el tramo de la luz de la mano izquierda. Aplique una buena espuma gruesa para la superficie de la correa de cuero y usa tu mano para masajear pulg Lo que necesita la strop es tenerlo poros rellenos con espuma a fin de mantener la aplicación y el masaje en capas de espuma hasta que los poros de la correa de cuero no retienen más espuma. Luego deje que la correa de cuero se seque. Este tratamiento a rejuvenecer la correa de cuero, y la próxima vez que lo utilice usted será una grata sorpresa al observar su efecto en la mejora de la maquinilla de afeitar que se habrá restaurado la "aferran".

Cómo STROP Su Razor

Asegúrese de conectar su maquinilla de afeitar a algo montado con firmeza y que se sitúe entre cuatro y cinco metros del suelo. Con la mano izquierda sostenga firmemente el mango como se muestra en la siguiente ilustración.

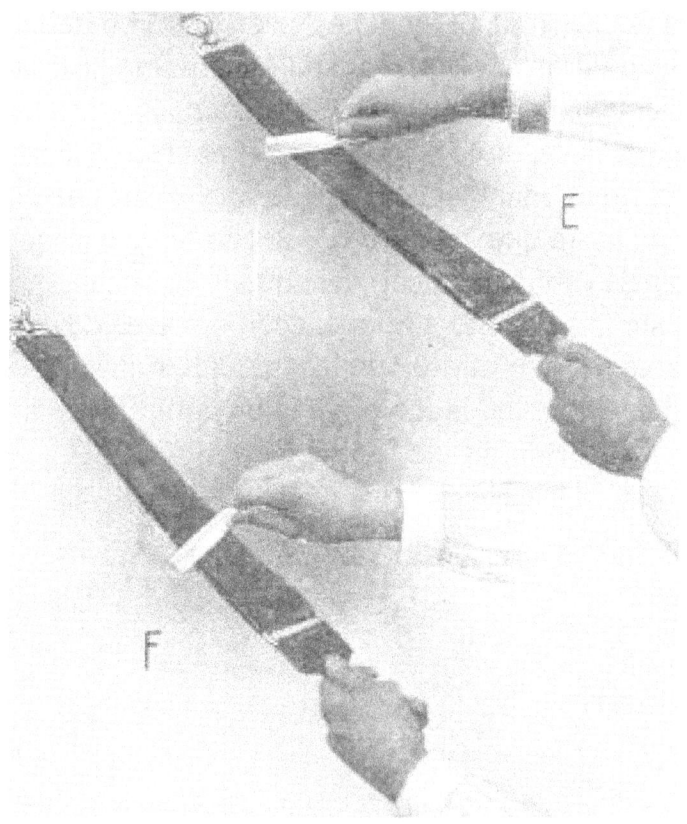

Cómo STROP Su afeitadora.

Tire de la correa de cuero apretado , nunca permita que una correa de cuero para colgar ya que esto hará que el borde de la navaja para convertirse redondeada y por lo tanto tendrá que ser re- afilado .

Abra la navaja , por lo que el mango está en línea con la hoja . Sostenga la cuchilla con firmeza con su mano derecha, con los dos primeros dedos y el pulgar sosteniendo la navaja justo detrás del talón, ya que esto le dará un control total tanto de la empuñadura y la hoja. Con la navaja celebrada como esto es más fácil de rodar la máquina de afeitar de ida y vuelta de un lado a otro.

Ponga el plano de la hoja en el extremo más lejano de la correa de cuero , como se demuestra en la figura E, con las Navajas borde lejos de ti. Dibuje la hoja hacia usted , manteniendo siempre el talón de la navaja hacia adelante del punto. Cuando la navaja ha alcanzado el extremo posterior de la correa de cuero , gire la navaja hasta que el lado no-stropped de la hoja hace contacto con la correa de cuero como se demuestra en la figura F. Ahora, con el talón por detrás del punto , empuje la cuchilla hacia atrás, hasta que alcanza el extremo más lejano de la correa de cuero . Nuevamente rodar la maquinilla de afeitar, y continuar hasta que afilar la navaja afilada correctamente.

Sostenga siempre la máquina de afeitar en el mismo ángulo y perfectamente plana en la correa de cuero . Siempre correa de cuero en la dirección opuesta a la utilizada en perfeccionar . NUNCA correa de cuero en la misma dirección que la navaja se pega la correa de cuero y dañar la correa de cuero y el borde de la navaja . En el bruñido , el talón está siempre por delante del punto y de afilar es siempre volver . Al igual que con el bruñido , durante afilar la parte de atrás de la maquinilla de afeitar deben estar siempre en contacto con la correa de cuero .

De esta manera y siempre rodando la lámina en su columna vertebral se evitará dañar la correa de cuero o de la maquinilla de afeitar . Si usted acaba de comenzar el aprendizaje tome su tiempo y correa de cuero poco a poco hasta llegar a dominar .
Si el borde de la navaja se encuentra en buenas condiciones y no en la necesidad de perfeccionar quince a veinte pasos en cada dirección debe ser suficiente. Sin embargo, si la navaja requiere bruñido , ninguna cantidad de afilar agudizará ella. Debido a que el filo de una navaja de afeitar hace oxidar en el corto plazo y recoge los parciales de óxido microscópicas es recomendable strop también su maquinilla de afeitar antes de cada afeitado .

La taza que afeita

En estos días hay una gran variedad de tazas de afeitar disponibles hechos de una gran variedad de materiales y de diferentes formas y tamaños que la elección de la taza de la derecha puede ser difícil y confuso.

Cuando se selecciona una taza de afeitar, asegúrese de que la taza es suficiente para acomodar el jabón de afeitar grande y con una boca lo suficientemente grande como para permitir la creación de una buena espuma con su pincel.

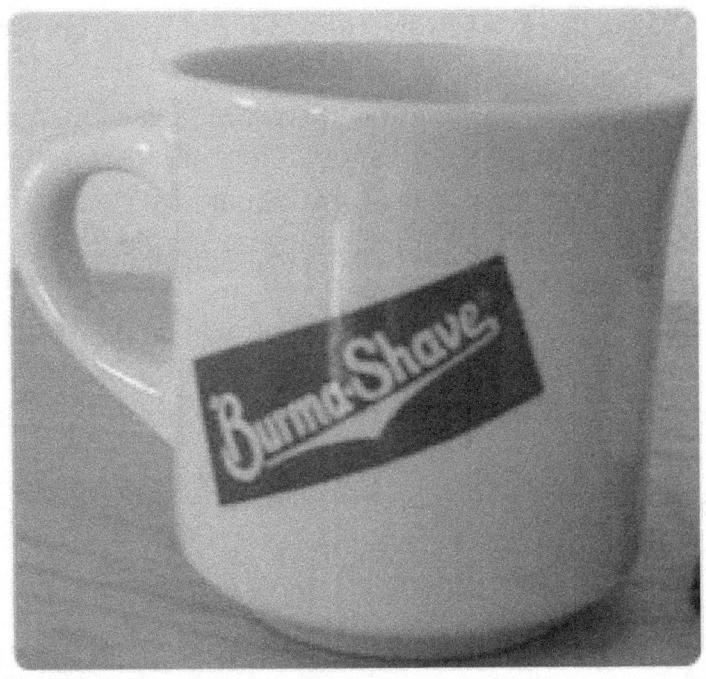

Afeitar la taza típica

Siempre que sea posible el jabón debe llenar completamente la base de que asaltar sin espacio para moverse alrededor o de lo contrario el agua se pondrá en entre la base de la taza y la parte inferior del jabón. Si encuentra que la pastilla de jabón no llena completamente la base de la taza de la manera más fácil de resolver este problema es tomar el jabón de la taza y deje que se caliente hasta que se convierta en algo suave , coloque el pastel de nuevo en la taza y a continuación, utilizando la mano presione los lados de la torta , con lo que el aplanamiento hacia fuera hasta que llena los huecos vacíos entre el borde del jabón y el lado de la taza . Si en cualquier momento el jabón se desplaza desde el fondo de la taza debe ser presionado en su lugar tan pronto como sea posible.

Usted siempre debe asegurarse de que la taza se mantiene completamente limpio. Enjuague el formulario completamente después del afeitado, para asegurarse de quitar cualquier espuma sin usar. Asegúrese de que la taza no esté contaminada por el polvo .

Algunos hombres usan palos de jabón de afeitar y espuma de afeitar de una lata o un tubo . Mientras que éstos están bien, creo que es mejor hacer la espuma en una taza y aplicarlo con un pincel.

El jabón

En segundo lugar a la maquinilla de afeitar del jabón de afeitar derecho es el elemento más importante en su kit de afeitar. Jabón de calidad se aplica correctamente es el secreto para un afeitado fácil, cómoda, especialmente con una navaja de afeitar. No importa cuán bueno es su maquinilla de afeitar, a menos que la cara se enjabonó bien con un jabón de buena calidad, se afeita será cualquier cosa menos cómodo.

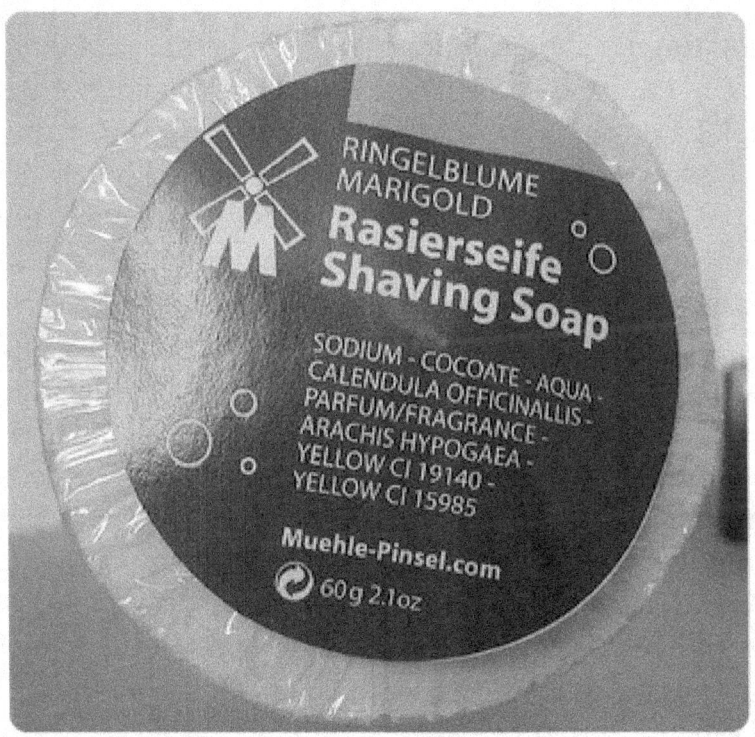

Una Torta de Traditional Shaving Soap

Sólo , utilice una marca reconocida de jabón, diseñado específicamente para el afeitado , en ningún caso se debe utilizar jabón de baño regular para el afeitado. La espuma no es apropiada para afeitarse y más que probable seca e irritar la piel y dejar el dolor de la cara y áspero.

La mayoría de la gente tiene una idea equivocada sobre el uso de jabón. La idea más prevalente con respecto al uso de jabón es que la finalidad de utilizar el jabón es para suavizar el pelo facial , con el fin de hacer que sea más fácil de cortar . Esto es una falacia . Exactamente lo contrario es cierto , el jabón está diseñada para hacer que el cabello más rígido , frágil y sobresalen más lejos de la piel para que se convierta en firme y más resistente contra la superficie de la navaja. Es de conocimiento común que el cabello es tubo compuesto de una materia fibrosa dura , que crece de un bulbo bajo la superficie de la piel también conocido como un folículo , que también segrega aceite corporal . Este aceite trabaja, es el camino hacia arriba a través del pelo , y por que impregna todas las partes del pelo hace que el cabello más suave . Ahora, debido a esta condición aceitosa hace que sea muy difícil para cortar el pelo con una maquinilla de afeitar , y que se convierta en aún más difícil para el cabello se hace más suave debido a la aplicación de agua caliente . Muchos hombres hacen esto y es comprensible encontrar el afeitado más difícil. Cuando se aplica agua caliente los cabellos se vuelven débil y suave , y la navaja serán o saltar sobre ellos, doblar la espalda, cortarlas en rodajas longitudinales o parcialmente cortado en al mismo tiempo tirando de ellos en las raíces , lo que hace afeitar una experiencia más incómoda y promoción de la piel irritación. Jabón de afeitar tiene el efecto opuesto .

Jabón de afeitar por lo general contiene ya sea un álcali , la sosa o la potasa que cuando se enjabonó y se aplica al pelo facial neutraliza el aceite o elimina , por lo tanto , haciendo que el cabello se vuelven rígidas y quebradizas y en esta condición se pueden cortar fácilmente por la maquinilla de afeitar . Por supuesto , en aras de la higiene , se debe lavar la cara para quitar la suciedad o las células muertas de la piel del pelo facial , pero antes de la formación de espuma que debe secarse la cara con una toalla.

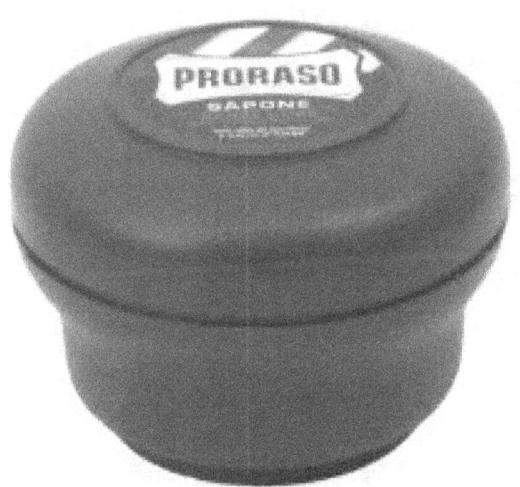

Para la gente que no puede ser molestado utilizando un afeitado tradicional con una taza y jabón tradicional, pero todavía desea un afeitado tradicional, muchas empresas de jabón de afeitado ofrecen su pastel de jabón completo con contenedor, como se muestra en la ilustración anterior, que actúa como una taza y la tapa actúa para evitar que el conducto y la suciedad contamine el jabón el último que he utilizado me duró más de un año.

La Brocha de afeitar

La mayoría de las brochas de afeitar, que están comúnmente disponibles, pueden tener una variedad de cerdas. Los tipos más comunes de cerdas para brochas de afeitar son de pelo de tejón, pelo de jabalí, son cerdas hechas por el hombre o pueden ser una combinación de los tres. Los mejores brochas de afeitar son generalmente hechas de 100% pelo de tejón.

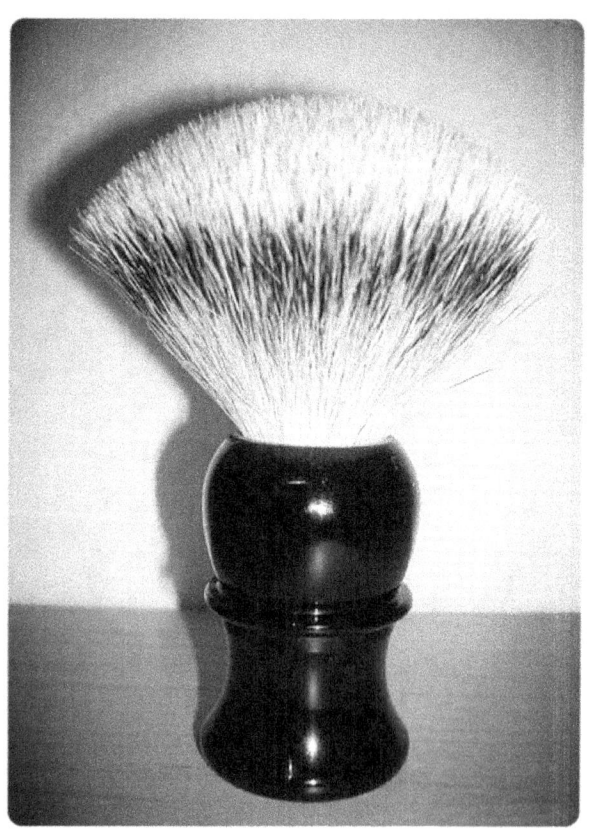

Con brochas de afeitar lo mejor es comprar siempre lo mejor que puedes encontrar, en el exterior hay poca diferencia aparente entre un cepillo de mala calidad y un cepillo de buena calidad.

Las cerdas de un cepillo barato generalmente se fijan en la base con cemento, pegamento o resina, que por lo general las grietas en el corto plazo, en cuyo caso las cerdas comienzan a caer hacia fuera.

Un cepillo de buena calidad se establece por lo general en goma dura que con el cuidado adecuado durará por años, también, un cepillo de mala calidad no haga espuma, así como un buen cepillo y como buen cepillo no suele costar mucho más que un pobre cepillo de la calidad en el largo plazo un cepillo de buena calidad resulta ser más barato.

El cuidado de su brocha de afeitar.

Después de usar una brocha de afeitar NUNCA deje la espuma se seque sobre el mismo, después de afeitar Enjuague bien con agua caliente y seque el cepillo con una toalla. También es una buena práctica para colgar una brocha de afeitar boca abajo para secar al aire antes de guardarla.

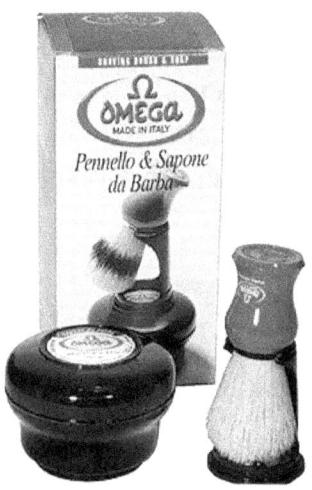

Un afeitado establecido como el anterior puede ser un punto de partida ideal para un principiante, ya que elimina la necesidad de comprar una taza, jabón y cepillo por separado, ya que todo está incluido en el set, también un conjunto afeitado como éste viene con una rejilla que permite colgar el cepillo de cabeza para secarse, por lo tanto, que se extiende en gran medida la vida de la brocha.

Cómo crear una buena espuma

Para crear una buena espuma, asegure que el jabón se coloca en la taza de acuerdo a las instrucciones anteriores. Llene la taza con agua tibia, deje reposar por unos segundos, ahora inclinar la toda el agua. Debe haber suficientes residuos de agua dentro de la taza para hacer una espuma, que se adherirán a la taza, cepillo y jabón. Ahora, usando el cepillo, revuelva bien usando una acción batir, hasta obtener una buena espuma gruesa. Cuanto más se frota el pincel sobre el jabón más gruesa es la espuma debe ser. Mucho depende de que tenga una espuma de consistencia correcta. Si la espuma es que moquea y delgado, se quiere un afeitado pobres. La nata en la espuma es el mejor va a endurecer los pelos. De hecho, la espuma debe tener una consistencia similar a la de la crema batida. Algunos jabones de menor calidad se producen muy rápidamente la espuma, sin embargo, se encontró que era delgada y acuosa.

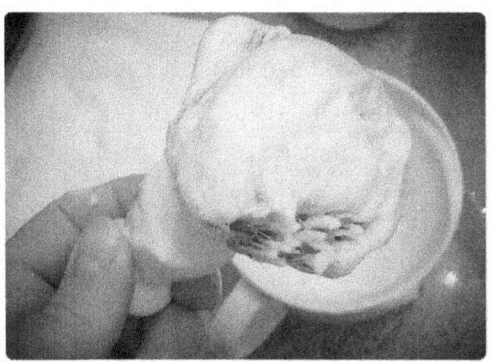

Ilustración de arriba muestra lo que una buena espuma debe ser similar.

Así que para el momento de que se depile un lado de su cara la espuma tiene todos sino huir al otro lado. Un buen jabón creará una espuma espesa que va a durar todo el proceso de afeitado .

Cómo aplicar la espuma

Aplique la espuma con el pincel y cubrir cada parte de su rostro, que tiene la intención de afeitarse. Utilice las cerdas del pincel para trabajar a fondo la espuma en su barba hasta que la espuma ha tenido tiempo suficiente para endurecer el vello facial. Este paso es imprescindible para un buen afeitado , ya que es imposible haber afeitado fácilmente a menos que la cara está bien la espuma y la espuma se ha trabajado en la barba. Ahora, ve por encima de su cara una vez más con su brocha de afeitar y se extendió la espuma en la cara de manera uniforme , y empezar el afeitado de inmediato antes de que la espuma ha tenido la oportunidad de secarse . Si la espuma se seca antes de que haya terminado de afeitar , humedezca ligeramente el pincel y añadir un poco de espuma fresco. Si usted sigue estas instrucciones con atención, una navaja afilada se desliza tan suavemente sobre el rostro que el afeitado sea una experiencia placentera y satisfactoria.

Cómo manejar su maquinilla de afeitar recta

Si usted está aprendiendo cómo afeitar con una navaja de afeitar es imperativo el aprender la manera correcta desde el principio. Usted puede aprender tan fácilmente la manera incorrecta de hacer nada en la vida que se puede aprender de la manera correcta. Sé que poner ese frío, afilado navaja cerca de su cara por primera vez puede ser desalentador. Quizás antes de lo que has intentado y han fracasado, pero como dijo una vez Henry Ford "El fracaso es simplemente la oportunidad de empezar de nuevo, esta vez de forma más inteligente". Y, estoy seguro de si se siguen las instrucciones contenidas en este libro de cerca, con la práctica y la dedicación que usted no tendrá ninguna dificultad en aprender a afeitarse con comodidad y seguridad a sí mismo con una navaja de afeitar.

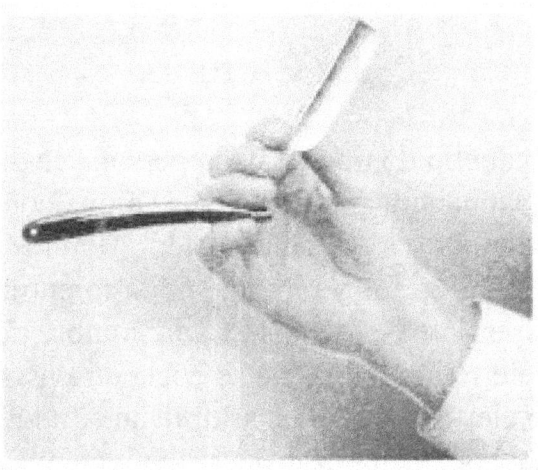

La manera correcta de sostener una navaja de afeitar.

La ilustración de la página anterior muestra la posición correcta para la celebración de una navaja de afeitar . Antes de la celebración de la maquinilla de afeitar en la preparación para el afeitado asegúrese de que sus manos estén secas y no son resbaladizas . Usted debe observar las escalas se echaron hacia atrás sobre el talón de la navaja. El primero los dedos descansan sobre la parte posterior de la hoja , con el dedo pulgar cerca de la mitad , en el otro lado de la hoja y el pequeño sobre el gancho en el extremo . Usted estará en completo control de su maquinilla de afeitar en esta posición como las escalas actúan como un contrapeso y habrá pocas posibilidades de cortarse . Esta posición básica debería cambiar poco a lo largo del proceso de afeitado , aunque puede verse en la necesidad de cambiar esta posición levemente mientras afeitar ciertas partes de su cara , como debajo de la mandíbula o el cuello. Pero cualquiera que sea la posición que se rasure , es imperativo mantener el control de la máquina de afeitar en todo momento.

La Carrera

La cara y el cabello de tipo de cada persona es diferente y , por lo tanto, la manera en que usted se afeita con su navaja de afeitar es tan individual como usted. Algunos hombres encuentran trazos cortos y rápidos mejor mientras que otros prefieren golpes largas y lentas . Cada hombre tiene que afeitarse en cierto modo, el que se encuentra más cómodo . Sin embargo ciertos principios se aplican a todos. Si usted es un principiante debe empezar de forma lenta y gradual que la velocidad aumenta a medida que se vuelven más eficientes y confortables. A medida que se familiarice más con el afeitado con una navaja de afeitar que se desarrollará más velocidad sin siquiera darse cuenta .

Sostenga la cuchilla relativamente plana en la cara en un ángulo aproximado de 30 grados a la piel.

Afeitarse en la dirección del grano no contra ella , como se muestra en la siguiente ilustración :

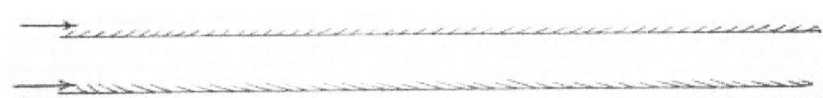

Afeitarse a contrapelo tira contra el pelo, irrita la piel puede causar vellos encarnados y si el vello facial es larga y dura puede causar que la hoja de atrapar los pelos y se desvía hacia arriba o hacia adentro y haré que corta la cara y nunca, bajo ninguna circunstancias tratan de afeitarse a contrapelo al afeitar su labio superior.

Cómo colocar el espejo

Al afeitarse frente a un espejo el espejo debe ser colocado en un área bien iluminada para que pueda obtener un buen reflejo de todos los lados de la cara. El espejo debe estar a una altura, lo que hace que sea cómodo y ergonómico para que usted se afeita.

También es una buena práctica, ya sea quitar su camisa o coloque una toalla alrededor de usted cuello para evitar ensuciar su ropa.

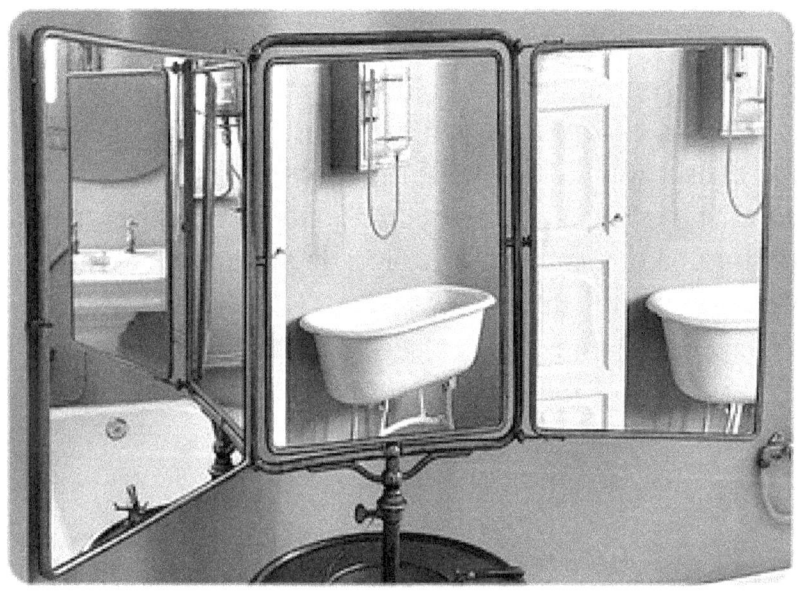

Cómo Afeitarse correctamente con Una navaja de afeitar

Para simplificar el proceso de afeitarse con una navaja de afeitar en lo posible esta sección ha sido dividida en 6 pasos detallados.

Paso 1.

Cómo Lado derecho de su cara encima de la línea de la mandíbula.

• Llegue a su mano izquierda sobre la cabeza y con los dedos colocados justo encima de su piel side pull-burn derecho hacia arriba, creando así una superficie lisa sobre la que afeitarse.

• Afeitarse en dirección hacia abajo hasta cerca de la mitad de la mejilla derecha que se ha afeitado.

• Deslice la mano izquierda aún más en hasta que los dedos se colocan en el centro de la mejilla y otra vez tirar la piel hacia arriba.

• Ahora hay que continuar a afeitarse en dirección hacia abajo hasta que su cara se afeita a la mitad de su barbilla y muy por debajo de su línea de la mandíbula.

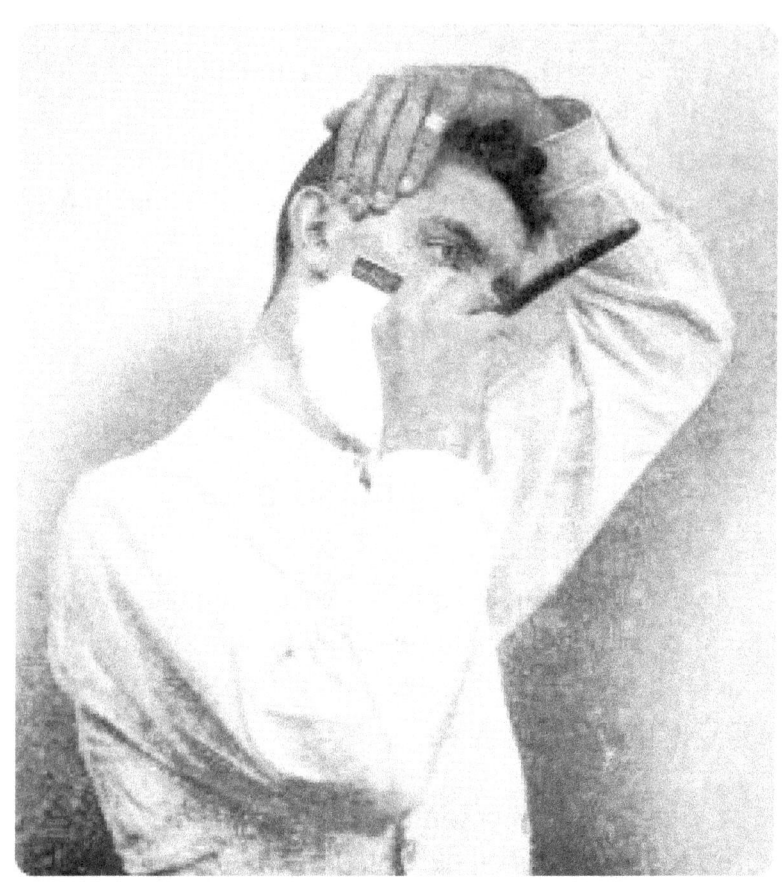

Ilustración de arriba muestra la posición correcta para el afeitado por encima de la parte derecha de la línea de la mandíbula.

Paso 2.

Cómo Afeitarse el lado derecho de su cara debajo de la línea de la mandíbula.

- Incline la cabeza hacia el lado izquierdo y mantenga la cabeza ligeramente elevada.

- Con los dedos de su mano izquierda, tire la piel apretada debajo de la mandíbula

- Si su barba crece afeitado hacia abajo en dirección hacia abajo, y si no lo hace, revise el accidente cerebrovascular.

- A menos, que no se puede evitar que usted nunca debe afeitarse a contrapelo en su primera pasada.

Mantenga su piel y tiró firmemente como sea posible ya que esto crea una superficie de afeitado más suave y reducir el riesgo de cortarse.

La ilustración de la página siguiente muestra la posición correcta para este paso.

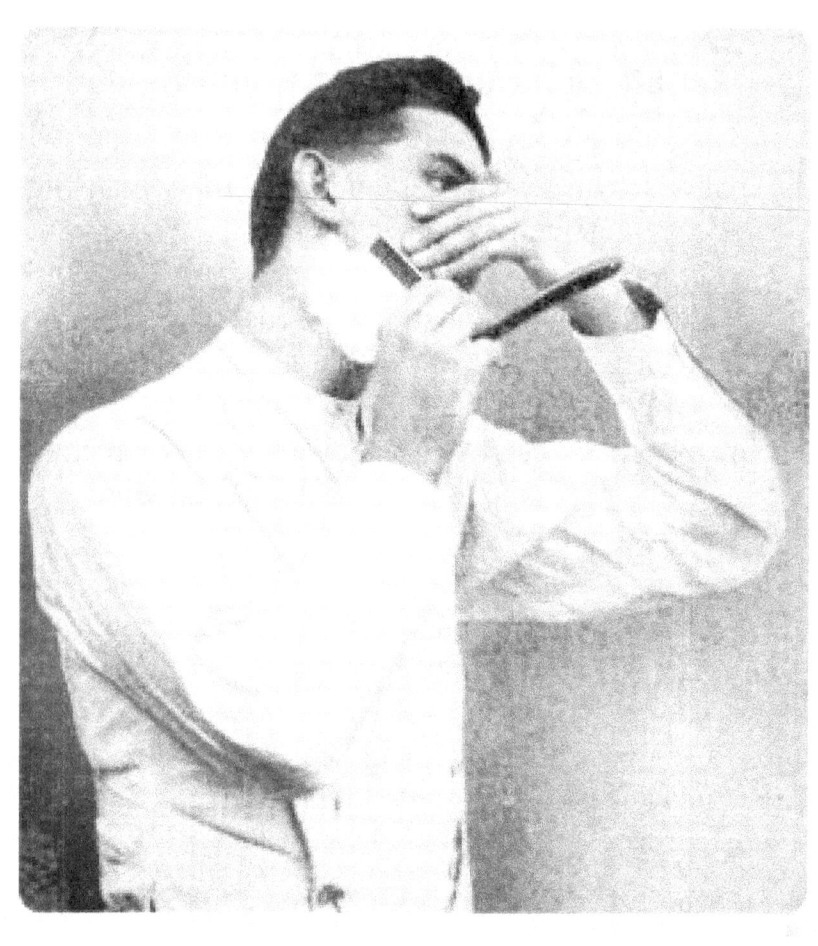

*Ilustración de arriba muestra la posición correcta para afeitarse
debajo del lado derecho de la línea de la mandíbula.*

Paso 3.

Cómo izquierda lado de su cara encima de la línea de la mandíbula

- Coloque los dedos de la mano izquierda por delante y por encima de la oreja izquierda y presiona en dirección hacia arriba para tirar de la piel de su mejilla izquierda superior lisa

- Con los dedos de la navaja apuntando hacia arriba y con la navaja en la mano derecha, llegar a través de su cara y afeitarse en un movimiento hacia abajo.

- Al afeitarse la parte inferior de la mejilla y la barbilla que, siga hacia abajo con la mano izquierda, manteniendo la piel bien retirado. Para afeitarse su labio superior, llamar su labio hacia abajo para tensar la piel y moverle nariz fuera de camino. Debido a que el músculo en su labio, usted no debería tener que usar la mano izquierda para esto.

La ilustración de la página siguiente muestra la posición correcta para este paso.

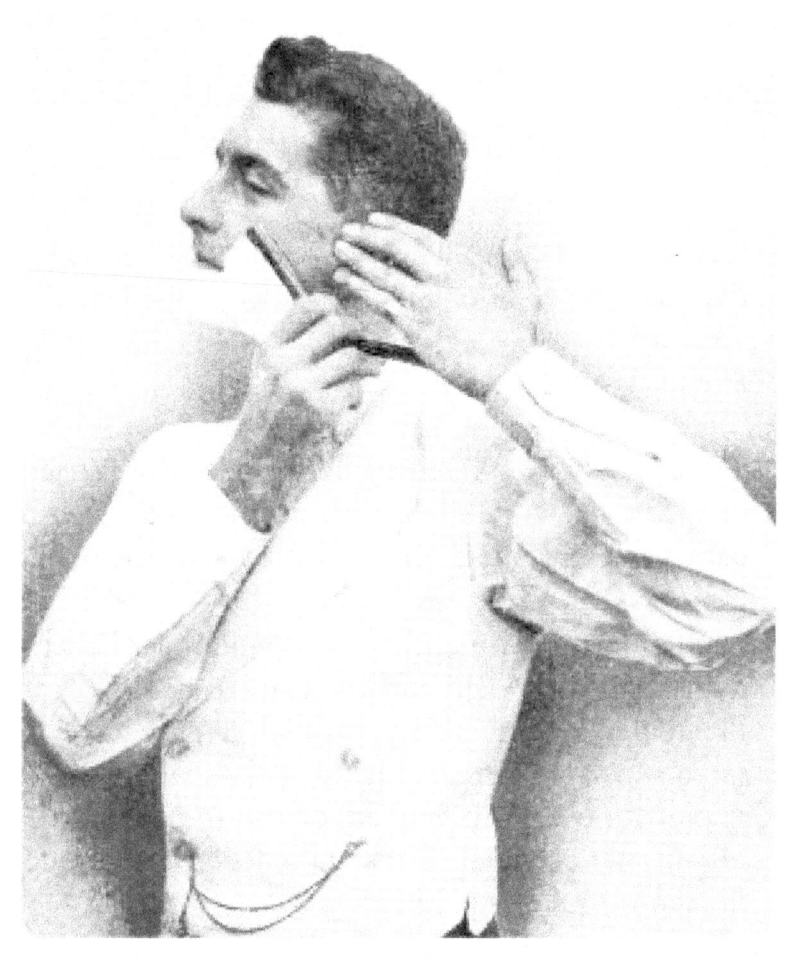

Ilustración de arriba muestra la posición correcta para el afeitado el lado izquierdo de su cara encima de la línea de la mandíbula.

Paso 4.

Cómo Afeitarse el lado izquierdo de su cara debajo de la
línea de la mandíbula

Para muchos hombres esto es la parte más difícil para
afeitarse, porque la piel de esta zona es muy sensible y no ser
tratada con delicadeza tiende a convertirse en dolor e
irritación. Para afeitarse fácilmente esta zona:

- Incline la cabeza hacia la derecha y levante la barbilla.

- Con la mano izquierda tire de la piel de la espalda de
  un bien posible de la base de su cuello.

- Afeitarse en una dirección hacia abajo, a menos que su
  vello facial crece en la dirección opuesta, en este caso
  se debe revertir el golpe.

La ilustración de la página siguiente muestra la posición
correcta para este paso.

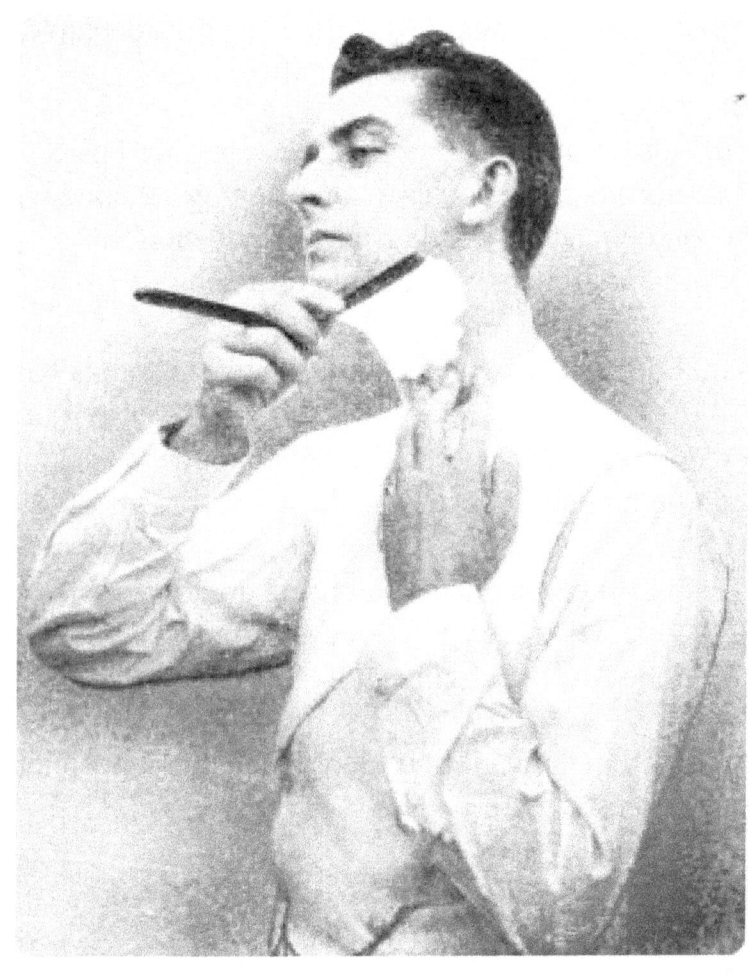

Ilustración de arriba muestra la posición correcta del lado izquierdo de su cara por debajo de la línea de la mandíbula.

Paso 5.

Cómo Afeitarse debajo de la barbilla

* Inclinación usted la cabeza hacia atrás para levantar la barbilla.

* Sosteniendo la navaja con la mano derecha y el uso de los dedos de la mano izquierda tire de la piel hacia abajo desde la base de su cuello.

La siguiente ilustración muestra la posición correcta para este paso.

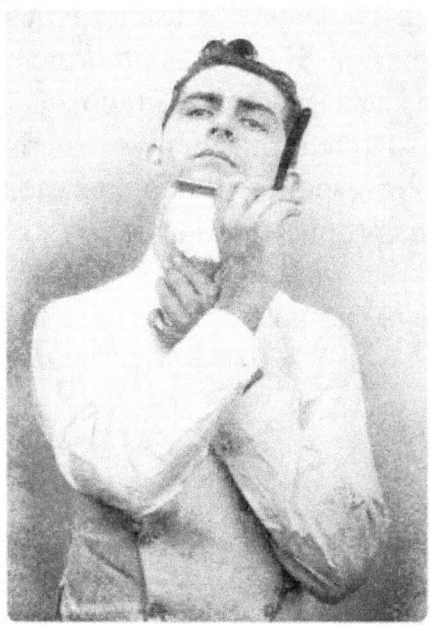

Paso 6.

La segunda pasada

Si realmente quieres un afeitado limpio, tendrá que afeitarse la cara por segunda vez. STROP su maquinilla de afeitar un par de veces más antes de empezar y la espuma la cara otra vez.

En vez de afeitarse con el grano, muchos hombres, cuando se hace una segunda pasada, como para revertir el golpe y afeitarse a contrapelo. Esto puede dar un afeitado mucho más cerca después de afeitarse con el grano, sin embargo si su vello facial es grueso y pesado o si tiene la piel sensible puede causar irritación de la piel y puede causar en los pelos crecidos. Una vez más NUNCA use este método cuando se afeita el labio superior. Si usted es un principiante, yo recomendaría que se afeita con el grano en su lugar si en contra de ella hasta que se hacen más expertos.

Sin embargo, le corresponde a cada uno a tomar esta decisión sobre sus propias circunstancias y experiencia.

La ilustración de la página siguiente muestra cómo afeitarse a contrapelo.

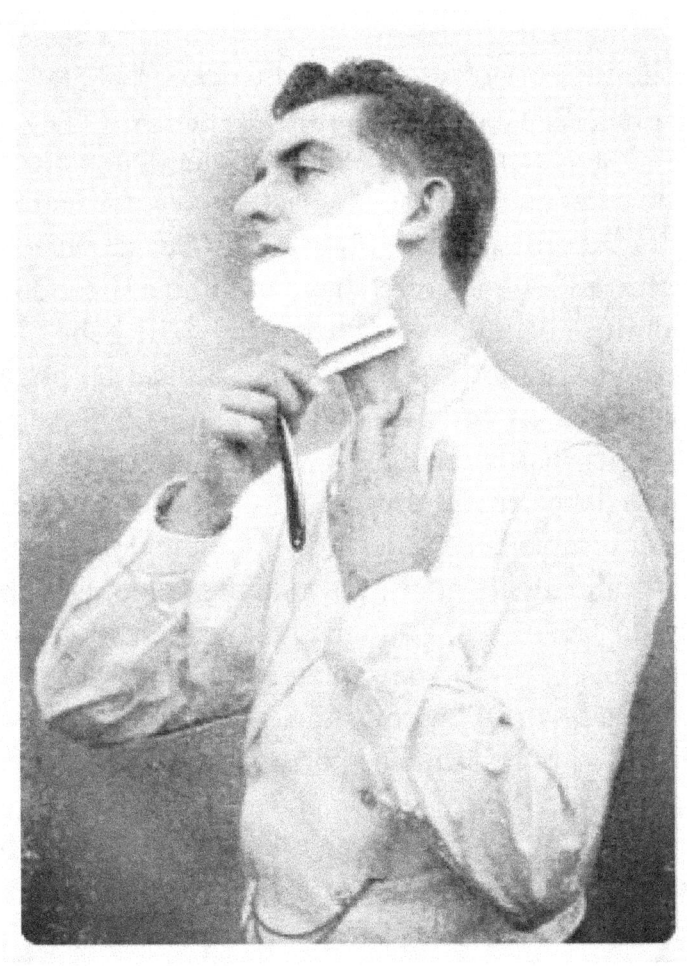

Ilustración de arriba muestra cómo afeitar contra la corriente.

El tratamiento de su cara después del afeitado

Muchos hombres parecen pensar que después de haber afeitado que , de haber terminado el trabajo y no hay nada más que . Esto es incorrecto , ya que no entienden la importancia del cuidado facial adecuada. La forma más rápida y fácil para cuidar de su cara después de un afeitado es derrochar en algunos aftershave seguido aplicando de manera uniforme algunos de talco o polvo de bebé . La mayoría de los hombres simplemente salpicar un poco de loción de afeitar en y por hacer.

Para mantener la piel en buenas condiciones un poco más , el tratamiento debe ser elaborada confió . Recomiendo , después de lavarse la cara después del afeitado que aplique una toalla caliente al vapor (tan caliente como usted puede estar parado) a su cara. La toalla húmeda y caliente abrirá los poros y la extracción de sangre en la cara . Ahora aplica su aftershave favorito y , por último, dar masajes a fondo su cara. Esto es muy beneficioso para la piel. Muchos hombres sufren de slugging flujo sanguíneo en el cuero cabelludo y la cara por la acción del corazón lento , y como resultado de las muchas pequeñas paletas bajo la superficie de la piel se obstruyen . El masaje de la piel estimula la sangre a fluir cerca de la superficie de la piel , llenando los muchos álabes minúsculos justo debajo de la superficie de la piel . Usted se enfrenta será gracias por esto, ya que su cara se sentirá revitalizado y fresco.

Cómo tratar una cortada

Estas son seis razones principales de por qué un hombre puede en ocasiones cortarse durante el afeitado, que son:

1. Tratando de afeitarse con una navaja roma y aplicando más fuerza entonces sería necesario de otro modo, si la navaja era suficientemente fuerte.

2. Tratando de afeitarse con una navaja con una hoja delgada, que se doblan y los manantiales de la cara.

3. Tratando de afeitarse con una maquinilla de afeitar, que tiene un punto agudo.

4. Afeitado apurado, (relajarse y disfrutar de la experiencia).

5. Afeitarse a contrapelo.

6. No sostiene la navaja adecuada o usando la navaja de una manera descuidada

Rara vez cortar o rasguñarse si evita los errores anteriores y el sentido común. Pero si lo hace cortar su auto usted debe saber cómo tratar el corte. Si se trata de sólo una pequeña mella, aplicando presión a la corte o cubrir la herida con una toalla y la celebración en su lugar por un tiempo a veces puede detener el sangrado.

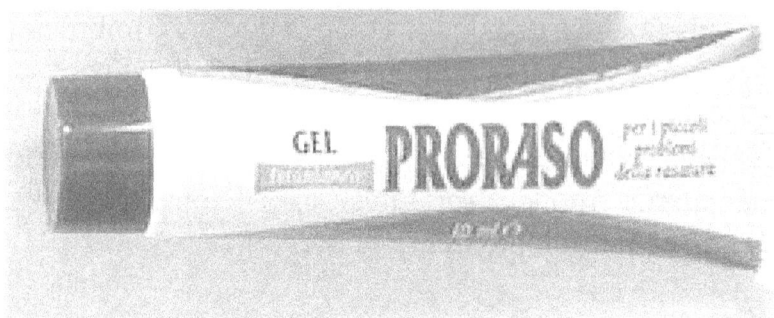

Styptic Gel de Barber

Si esto no se detiene el sangrado, use un astringente o algún tipo de antiséptico. Lápices astringentes o de gel astringente están diseñados específicamente para este propósito. No sucede que tiene el gel hemostático en su gabinete de cuarto de baño? Trate de usar un poco de Listerine si era lo suficientemente bueno para la limpieza de las heridas en el campo de batalla en la Primera Guerra Mundial 1 es lo suficientemente bueno para limpiar su pequeño afeitar nick. Si lo hace cortar su auto no se desanime que ocurre incluso a los usuarios más experimentados navaja de afeitar de vez en cuando.

Las causas de la irritación de la piel y cómo se puede prevenir

Después de afeitarse muchos hombres sufren de irritación de la piel y la quema de afeitar . Esta sección está dedicada a estos hombres con la esperanza de que las sugerencias cabo alineados aquí ayudarán o, si no prevenir estas molestias .

La principal causa de la irritación de la piel es una navaja sin filo. Cuando una maquinilla de afeitar es afilado será fácil de cortar los pelos con pases mínimos requeridos , por lo tanto , produciendo poca o ninguna irritación . Sin embargo, si la navaja es contundente , en lugar de cortar a través de los pelos con facilidad , será cortar algunos longitudinalmente, pasar por encima de los demás y en general, la tensión y la tire en las raíces del cabello. Esto significa tener que pasar por la misma zona una y otra vez , para conseguir un afeitado razonable , lo que puede dar lugar a irritación de la piel , que puede durar hasta que el próximo afeitado y repita el procedimiento incómodo de nuevo. Por lo tanto , algunos hombres sufren de irritación continua. La forma más fácil de solucionar este problema es asegurar que su navaja es siempre fuerte y en óptimas condiciones .

Afeitar la distancia puede ser otra causa , y los hombres que creen que esto podría ser la causa debe considerar el afeitado con el pase en lugar de dos .

No la piel de cada uno es el mismo por lo tanto, es lógico pensar que no todos los aftershaves se adapte a todo tipo de piel . Muchos después de afeitar a base de alcohol pueden irritar la piel sensible. En estos días hay muchos para después de afeitar sin alcohol en el mercado. Así que valdría la pena probar otra marca de loción de afeitar .

A veces, el problema podría ser la calidad de la espuma de afeitar que está utilizando. Yo personalmente tuve este problema cuando yo solía utilizar espumas de aerosoles y geles de afeitar , en estos días que sólo utilizan la mejor jabón estilos tradicionales que puedo encontrar , por lo general yo uso Proraso .

Después de afeitarse asegúrese de lavarse usted cara a fondo y no dejar rastro de espuma en la cara él que es una buena idea después de afeitar para limpiar que se enfrenta con una toalla caliente al vapor como se indicó anteriormente en este libro.

Algunos hombres experimentan irritación más que otros .

Los hombres con el pelo pesado rígido facial y la piel blanda y otros más susceptibles a continuación , sin embargo, con el cuidado apropiado de la piel la mayoría de las irritaciones pueden ser evitados.

Por supuesto, si persisten los problemas , se recomienda consultar con un dermatólogo.

The End.

www.ingramcontent.com/pod-product-compliance
Lightning Source LLC
Chambersburg PA
CBHW070325290526
45791CB00003B/1266